LETTRE

SUR

LE PROGRÈS
EN HOMOEOPATHIE

ADRESSÉE

EN RÉPONSE AU DOCTEUR AUDOUIT

PAR

LE DOCTEUR J. PERRY

A PARIS

CHEZ J. B. BAILLIÈRE,

LIBRAIRE DE L'ACADÉMIE IMPÉRIALE DE MÉDECINE,

RUE HAUTEFEUILLE, 19.

LONDRES — H. BAILLIÈRE, 219, REGENT STREET.

NEW-YORK — H. BAILLIÈRE, 290, BROADWAY.

A MADRID, CHEZ BAILLY-BAILLIÈRE, CALLE DEL PRINCIPE, 11.

1855

LETTRE

SUR

LE PROGRÈS EN HOMŒOPATHIE.

DU MÊME AUTEUR :

Lettre sur le Choléra, adressée au docteur Nunez. Paris, 1855. In-8.

De la différence d'action sur l'organisme des Médicaments naturels ou atténués par les procédés de l'Homœopathie. Paris, 1856. In-8.

Corbeil, typ. et stér. de Crété

LETTRE

SUR

LE PROGRÈS

EN HOMŒOPATHIE

ADRESSÉE

EN RÉPONSE AU DOCTEUR AUDOUIT

PAR

LE DOCTEUR J. PERRY

A PARIS

CHEZ J. B. BAILLIÈRE,

LIBRAIRE DE L'ACADÉMIE IMPÉRIALE DE MÉDECINE,

RUE HAUTEFEUILLE, 19.

LONDRES — H. BAILLIÈRE, 219, REGENT STREET.

NEW-YORK — H. BAILLIÈRE, 290, BROADWAY.

A MADRID, CHEZ BAILLY-BAILLIÈRE, CALLE DEL PRINCIPE, 11.

1855

1856

LETTRE

SUR

LE PROGRÈS EN HOMŒOPATHIE.

Monsieur et très-honoré confrère,

La critique mesurée et bienveillante (1) à laquelle vous vous êtes livré au sujet du travail que j'ai publié sur le choléra, est de celles qui peuvent être utiles en appelant une discussion calme et réfléchie en dehors des froissements personnels que l'on n'évite pas toujours, et qui sont toujours regrettables. J'accepte donc volontiers l'occasion que vous m'avez offerte de m'expliquer sur quelques-unes des questions que j'ai soulevées, et sur les principes que vous-même avez posés dans la première partie de votre lettre. En ce moment où notre école subit une crise qui menace de la diviser, il est opportun, ce me semble, d'examiner les points de doctrine qui peuvent devenir le sujet de nos dissentiments, en nous plaçant au-dessus des préventions qui obscurciraient notre jugement. Par là nous arriverons, sinon à une unité parfaite de vues, du moins à cette conviction commune, que l'homœopathie laisse en dehors d'elle des vérités qu'elle doit tendre à s'approprier, et que celles qui forment son propre fonds demandent à être développées et dégagées en même temps des erreurs qui s'y mêlent.

A ce mot d'erreur, il est de nos confrères qui s'alarment, croyant aussitôt l'homœopathie compromise. Cependant, outre

(1) *Journal de la Société gallicane de médecine homœopathique*, t. VI, p. 241.

qu'il est naturel d'admettre que dans le premier éblouissement causé par les découvertes si neuves et si surprenantes de Hahnemann, bien des apparences aient dû être acceptées comme des faits certains, et des hypothèses comme des démonstrations, quel danger peut faire courir à l'homœopathie la critique même la plus rigoureuse? C'est celle-là au contraire que nous devons appeler de tous nos vœux, pourvu qu'elle soit impartiale et éclairée, car ce qui est vrai dans notre doctrine, elle ne le rendra que plus évident et plus solide, en même temps qu'elle séparera ce qui est faux, et nous mettra à même de le rejeter. Une telle œuvre d'élimination ne saurait être trop tôt entreprise pour nous épargner des illusions, source de graves mécomptes, et pour nous placer au-dessus des attaques aveugles de la malveillance en prenant nous-même l'initiative d'une appréciation à la fois sévère et judicieuse.

Parmi les erreurs accréditées en homœopathie, j'ai signalé dans l'*avant-propos* de ma lettre sur le choléra, et je ne cesserai de dénoncer celle qui consiste à croire que l'efficacité des doses homœopathiques est plus ou moins compromise par l'emploi simultané d'un autre agent médicamenteux, et par la plupart des modificateurs tant externes qu'internes. Cette opinion qui n'a jamais été prouvée, ni jamais contestée, règne parmi nous avec l'autorité d'un de ces axiomes dont l'évidence dispense de toute démonstration, et elle exerce sur notre thérapeutique une influence des plus fâcheuses en l'appauvrissant gratuitement, en la resserrant dans un cercle étroit de moyens, et par là en plaçant trop souvent le praticien dans l'alternative de rester impuissant ou de n'agir qu'à la faveur de quelque infraction mal déguisée à ses principes.

A ce sujet, j'ai, dans mon avant-propos, présenté sommairement les preuves qui tendent à renverser cette opinion, et j'ai passé en revue trois ordres de faits dans lesquels nous pouvons constater que les effets des doses infinitésimales ne sont nullement contrariés par ceux des doses massives; j'ai cité :

1° Ceux si communs dans lesquels, ayant affaire à des malades actuellement saturés de médicaments énergiques ou incessamment soumis par profession à des influences médicinales, nous obtenons néanmoins de nos dilutions tous les résultats que nous en pouvions attendre, souvent même d'inespérés;

2° Ceux assez nombreux encore dans lesquels un même médicament étant employé à la fois à dose massive et à dose infinitésimale, ces doses agissent sans se contrarier, dans une parfaite indépendance l'une de l'autre, et en conservant chacune toute leur sphère d'action;

3° Ceux plus rares dans lesquels les doses atténuées d'un médicament sont employées avec succès pour combattre les symptômes produits par l'abus de ce même médicament à doses massives.

Et, comme corollaire à ces trois ordres de faits, j'ai avancé, me fondant sur l'observation, *que les médicaments, soit en infusion, soit dans une préparation quelconque qui laisse exister leur état naturel, état que nous avons appelé massif, n'agissent pas sur l'organisme de la même manière que lorsqu'ils sont attenués par les procédés de l'homœopathie; que ces deux modes d'action employés successivement ou simultanément, loin de se nuire, peuvent se favoriser mutuellement et se compléter quand les médicaments sont bien appropriés.*

Ces propositions ne vous semblent pas toutes également inattaquables et « vous y voyez des contradictions qui obscurcissent ce qu'elles peuvent avoir de vrai. »

La *première* cependant n'est pas de celles que vous contestiez, j'imagine? Vous en aurez déjà certainement vérifié plus d'une fois par vous-même l'exactitude.

Quant à la *troisième*, vous l'admettez « comme vraie, tant au point de vue doctrinal qu'au point de vue pratique. »

Avouez qu'il n'en faudrait pas davantage pour conclure *à priori* à la seconde, ou pour la considérer au moins comme très-probable. Mais je ne me contenterai pas de cette démonstration indirecte, je vous en veux donner une qui ne laisse aucune porte ouverte à vos doutes. J'ai cité l'exemple des preneurs de café et des fumeurs, et j'y reviens parce qu'il est à la portée de tous les observateurs. Qui ne sait en effet que les personnes accoutumées au café éprouvent presque infailliblement des maux de tête, la migraine même, de l'abattement, souvent de la somnolence et un grand malaise, dès qu'elles sont privées un jour de leur quantité accoutumée de café? Cette dose quotidienne d'infusion a donc pour effet sur elles de produire une modification particulière et immédiate de l'organisme qui prévient le développement des symptômes que je viens d'indiquer (1). Mais que, à ces mêmes personnes placées sous l'influence du café en infusion survienne accidentellement une odontalgie, une insomnie ou tout autre groupe de symptômes parfaitement analogues à ceux que le café produit sur l'homme sain, il suffira pour les en guérir

(1) Nous n'avons pas à rechercher ici si ces symptômes sont le fait du café lui-même; ce qu'il importe d'établir, c'est que ces symptômes se manifestent dans ces conditions, et ne sont prévenus que par une certaine dose d'infusion de cette substance.

de leur administrer quelques globules d'une atténuation même élevée de cette substance. On en peut dire autant du *tabac*, qui agira très-efficacement à dose infinitésimale chez les sujets habitués à le fumer ou le priser, et à prévenir par son emploi les incommodités qu'elles ressentiraient immédiatement si elles en étaient privées.

Un fait encore plus concluant, s'il est possible, est celui que j'ai rapporté dans le *Journal de la Société hahnemannienne* (t. I, p. 67); permettez-moi de le reproduire ici; l'époque à laquelle il a été écrit, et la note dont je l'accompagnai, témoignent assez qu'il n'avait point été recueilli sous l'influence de ce que vous pourriez considérer comme une idée préconçue, ni dans le but de donner gain de cause à l'opinion que je soutiens aujourd'hui; elle emprunte d'autant plus de valeur à ces circonstances. La voici :

« Je donnais mes soins à une dame de 73 ans qui portait une énorme tumeur enkystée de l'ovaire droit, formée selon toute apparence par de la matière encéphaloïde. La tumeur occupait presque toute la capacité du ventre dont elle distendait fortement les parois; elle était le siége de douleurs violentes et continuelles. La malade privée d'appétit et de sommeil était tombée dans le marasme. Je n'avais pas l'espoir de guérir une affection de cette nature, pas même d'en enrayer les funestes progrès. J'essayai néanmoins de calmer les douleurs par divers médicaments, et, comme je n'y parvenais pas, la malade obtint par les instances de ceux qui l'entouraient qu'on lui appliquât de temps en temps sur le ventre quelques gouttes de laudanum. Il en résultait une sorte d'engourdissement qui procurait un peu de répit à la malade.

« Indépendamment des douleurs du ventre, deux symptômes la fatiguaient beaucoup; c'étaient de continuelles et inutiles envies d'aller à la selle, qui ne produisaient que la sortie d'un peu de mucus avec procidence très-douloureuse du rectum qu'on avait peine ensuite à faire rentrer. Je lui fis prendre 2 ou 3 cuillerées à café d'un verre d'eau dans lequel j'avais fais dissoudre 2 globules de la 24e dilution d'*ignatia*. Ce médicament, offrant ces deux symptômes d'une manière très-caractéristique, rendit les envies d'aller à la selle beaucoup moins fréquentes et fit cesser la chute du rectum. Mais la malade n'allait pas à la garde-robe quoiqu'elle en sentît vivement le besoin et qu'elle prît à grand'peine des lavements pour y aider. Je lui fis alors respirer un globule de la 6e dilution d'*opium*. Elle eut peu après une petite garde-robe de matières dures; cet effet se répéta à chaque nouvelle olfaction, une ou deux fois par jour pendant près d'une semaine entière, jusqu'à ce que son agonie vint rendre tout secours superflu.

« Ainsi dans ce cas l'*opium* appliqué extérieurement jusqu'à déterminer un demi-narcotisme n'empêcha nullement la *fève de Saint-Ignace* de produire l'effet que j'en attendais, et, chose plus remarquable encore, il n'empêcha point le rectum de ressentir comme de coutume l'action homœopathique d'un globule d'*opium* dynamisé.

« Rien ne manque ici pour rendre le fait concluant : la malade était vieille, épuisée, près de mourir, le système nerveux était stupéfié par un narcotique, le rectum était comprimé par une tumeur ; eh bien, en dépit de tous ces obstacles dynamiques et matériels, le médicament homœopathique réveilla dans cet organisme défaillant un reste de forces pour répondre à ses sollicitations. »

Il y a neuf ans que je racontais ce fait et qu'il m'inspirait ces réflexions ; elles préparaient bien, vous le voyez, les idées que je défends aujourd'hui. Depuis, ces idées n'ont fait que se développer sous l'influence des observations de chaque jour qui ont fini par rendre dans mon esprit l'évidence plus forte que mes préjugés. Tel est le secret de ce changement dans mes opinions qui a pu vous sembler trop prompt parce que leur transition vous échappait. De même j'employais et j'étudiais depuis près de dix ans les dilutions élevées lorsque j'en parlai pour la première fois ; mais, tandis que j'en signalais les remarquables effets, je m'occupais déjà depuis longtemps des très-basses atténuations et des doses massives, dont, malgré mes répugnances, j'avais été contraint de reconnaître l'utilité. Il y loin de là à « cette précipitation » que vous me reprochez, parce que vous tenez compte seulement des dates de mes publications qui sont bien loin de marquer l'évolution de mes idées. Mais revenons à notre sujet.

Je pourrais vous citer d'autres observations du même genre, je m'en abstiendrai, parce que, étant plus récentes, elles pourraient, vous me l'avez fait pressentir, vous être suspectes d'une involontaire partialité, et puis celles que je viens de rapporter suffisent pour établir l'indépendance des deux sphères d'action des doses massives et des doses atténuées. Dans la dernière observation surtout cette indépendance est des plus manifestes, nous y voyons l'*opium* à l'état brut engourdir les douleurs de la malade, et la jeter dans un demi-sommeil, tandis qu'atténué il fait cesser la constipation sans avoir d'influence appréciable sur les douleurs ; et ces deux sortes d'effets se produisent chacun aussi librement, aussi complétement que s'il était seul aux prises avec l'organisme. En faut-il davantage pour être autorisé à conclure que ces deux modes d'action ne se nuisent pas nécessairement ; et à en tirer cette conséquence, *qu'ils peuvent même au besoin se favoriser et se compléter quand les médicaments sont bien appropriés?* Où est la contradiction entre ces termes?

Serait-elle dans ce que j'ai dit ailleurs : *que les atténuations de certains médicaments peuvent nous servir à neutraliser les fâcheux effets de ces mêmes médicaments employés à l'état naturel?* Mais remarquez bien que j'ai précisé le sens que j'attachais ici au mot *neutraliser*, en indiquant les cas bien connus dans lesquels nous combattons avec succès par le *mercure*, le *soufre*, le *quinquina* dynamisé les états morbides qui résultent d'un abus antérieur de ces mêmes médicaments à doses massives. Dans ces cas les doses massives, si elles sont encore en partie présentes, n'ont plus cependant leur énergie d'action primitive ; elles modifient peut-être encore l'organisme, mais bien plutôt elles l'ont modifié précédemment, et ce sont ces effets que l'on peut combattre avec avantage par les dynamisations. N'ont-elles pas là un assez beau rôle pour que nous ne l'exagérions pas jusqu'à l'impossible? Car, lorsque les doses massives viennent d'être introduites dans l'organisme, et lui font subir énergiquement toute leur action, je doute qu'il soit possible de les neutraliser, dans le sens rigoureux du mot, par une dilution quelle qu'elle puisse être ; pas plus que nous ne pourrions conjurer un refroidissement, et nous exposer impunément, le corps en sueur, à un courant d'air glacial, sous la seule condition d'avaler en même temps quelques globules du médicament le plus efficace contre les refroidissements, comme peut l'être l'*aconit* ou la *bryone*, etc.

Si j'ai, par ces explications, dissipé les obscurités et les contradictions que vous aviez cru voir dans mon travail, il me resterait pour vous satisfaire à préciser les conditions dans lesquelles le praticien peut utiliser tantôt l'un, tantôt l'autre de ces ordres de faits. Moins dominé par l'entraînement de la critique, vous vous seriez rendu compte que dans un aussi court *avant-propos*, où je ne faisais qu'indiquer les questions, il m'était impossible d'entrer dans aucun développement, et vous n'auriez pas vu dans ces expressions générales, *certains cas* et *certain point*, une sorte de voile prudemment jeté sur l'*incertitude* de ma propre pensée. Je préciserai (1), n'en doutez pas, les causes de ces différents effets, les

(1) Déjà, dans le mémoire que j'ai lu récemment au congrès touchant *la différence d'action sur l'organisme des médicaments à l'état naturel et des médicaments atténués*, j'ai établi une distinction dont vous ne méconnaîtrez pas l'importance par rapport aux questions qui nous occupent.

conditions de leur manifestation, et les applications que nous pouvons en faire à la thérapeutique; seulement ayez patience, chaque chose doit avoir son tour, et aujourd'hui mon objet n'a été que de rétablir sous son vrai jour le passage de mon travail que vous aviez mal interprété, puis d'examiner avec vous les arguments que vous avez mis en avant pour combattre toute tendance à associer des moyens empruntés à la fois à la méthode des *contraires* et à celle des *semblables*.

Vous dites à ce sujet que « deux propositions contraires ne « pouvant être également vraies..... il faut choisir entre les deux « principes actuellement en présence,

« Contraria contrariis,
« Similia similibus,

« qui sont tous les deux exclusifs et absolus. »

Votre formule exprime très-exactement l'opinion qui sert de base à l'exclusivisme des homœopathes, et qui a élevé entre notre école et toutes les autres une barrière qu'ils regardent comme un devoir de rendre infranchissable. Discuter votre formule c'est donc combattre cette opinion que je blâme parce qu'elle nous jette inutilement aujourd'hui en dehors de la tradition, en dehors du courant de la science médicale, dans un isolement où nous ne pouvons que nous amoindrir aux proportions d'une secte intolérante, et nous immobiliser à notre point de départ après avoir imprimé à la médecine le mouvement et le progrès.

Entendons-nous d'abord sur ce premier argument, que *deux propositions contraires ne sauraient être également vraies*. Si vous voulez dire que deux propositions contraires ne peuvent être vraies toutes les deux, il s'ensuit évidemment que l'une des deux doit être exclue, le faux ne pouvant en aucune mesure se concilier avec le vrai. Mais si vous avez entendu seulement que l'une de ces deux propositions devait être plus vraie que l'autre, c'est-à-dire exprimer une vérité plus générale ou plus complète, la nécessité de choisir entre elles et de repousser l'une en faveur de l'autre cesse d'être évidente. Tout au plus est-il permis d'en conclure que, dans l'état de nos connaissances, éprouvant une insurmontable difficulté à les accorder, à trouver le lien qui permettrait de les combiner, il est sage d'opter entre les deux, et de s'attacher uniquement à celle qui, étant la plus générale, est aussi la plus féconde en applications. En raisonnant avec cette modération on peut conserver toute la pureté des principes que l'on a reconnus supérieurs, sans repousser systématiquement ce qui peut être utile et vrai en dehors de ceux-ci, et cette tolérance n'est nullement incompatible avec une légitime réserve envers tout ce qui vient d'autres sources que celles où l'on croit devoir puiser ses lumières.

Examinons donc si les deux propositions *contraria contrariis* et *similia similibus* sont vraies toutes les deux. Il nous suffira pour cela d'interroger quelques faits simples, élémentaires et qui sont à la portée de tout le monde.

Est-il vrai qu'un homme dont les extrémités sont roidies, insensibles et presque glacées par le froid, peut les réchauffer en les frictionnant avec de la neige ? Est-il vrai qu'il peut les réchauffer au moins aussi bien en les approchant avec ménagement d'un bon feu ?

Est-il vrai qu'on peut faire cesser promptement les douleurs d'une brûlure et la guérir en l'exposant au rayonnement d'un feu vif, en y appliquant de l'alcool chaud, ou bien au contraire par l'emploi continué de l'eau froide ?

Est-il vrai qu'il y a des diarrhées que l'on peut arrêter soit par un médicament homœopathique, comme l'*ipécacuana* ou l'*arsenic*, soit par un agent ayant un effet contraire, tel qu'un lavement contenant de l'*opium ?* Et que réciproquement il y a des constipations que l'on fait cesser par un médicament produisant la constipation, ou au contraire par des boissons, des aliments ou des lavements plus ou moins laxatifs ?

Il suffit de ces exemples vulgaires, qu'on pourrait multiplier à l'infini, pour mettre hors de doute tout à la fois la vérité du principe des *contraires* et de celui des *semblables*. Mais, si ces deux principes sont vrais, le sont-ils au même degré ? Les homœopathes, en dehors des arguments plus ou moins décisifs qu'ils ont répétés après Hahnemann contre la valeur de la méthode *antipathique*, ont avancé, pour lui ôter toute base rationnelle, qu'il existe à peine quelques agents produisant le contraire soit d'un symptôme, soit d'un état pathologique donné ; et, quant aux maladies, il est des homœopathes qui ont été jusqu'à dire qu'il était d'autant plus absurde de prétendre à les guérir par les *contraires*, que la maladie ne peut avoir d'autre *contraire* que la santé.

Il serait bien à souhaiter que des hommes sérieux ne fissent pas la faute de trancher avec tant de légèreté de pareilles questions. Et d'abord, sans parler de ce qu'il y a de défectueux dans la critique que l'on a faite de la méthode des *contraires*, il n'est pas exact de dire que le contraire d'une maladie soit la santé. Le contraire d'une chose n'est pas la négation pure et simple de cette chose, mais l'affirmation d'une chose opposée par ses caractères : le contraire d'une paralysie musculaire est un état de contraction ou de convulsion des muscles, et non leur repos ou leur jeu normal; le contraire d'une anémie est la pléthore, et non pas une juste proportion de la quantité et des éléments du sang, etc. Le contraire d'une maladie n'est donc pas la santé, mais bien une autre maladie offrant des caractères tout opposés; il est temps que l'on cesse de prendre cette espèce de jeu de mots pour un argument sans réplique.

Quant à cette autre assertion qu'il y a peu d'états pathologiques dont nous connaissions les *contraires*, elle est encore inexacte, car il n'y a presque pas de fonctions qui ne puissent se présenter pathologiquement sous deux aspects diamétralement opposés : toutes les sécrétions peuvent pécher par excès ou par défaut, soit dans leur ensemble, soit dans un ou plusieurs de leurs éléments; tous les organes peuvent en partie ou en totalité fonctionner avec trop ou trop peu d'activité, ce qui constitue autant d'états pathologiques contraires. Que les médecins jusqu'à Hahnemann n'eussent découvert dans les médicaments qu'un très-petit nombre de propriétés bien déterminées qu'ils pussent opposer d'après leur point de vue aux états ou aux éléments pathologiques, cela ne prouve que contre la méthode qu'ils avaient toujours suivie pour arriver à la connaissance des propriétés des médicaments, mais cela ne préjuge rien contre le principe même des *contraires*. Aujourd'hui que l'expérimentation pure fournit le moyen de connaître les effets positifs des médicaments, l'allopathie peut retourner à son profit la plupart des ressources thérapeutiques que l'homœopathie trouve dans sa matière médicale, et celle-ci, en nous dotant d'un si grand nombre d'agents *semblables*, lui fournit du même coup un nombre considérable d'agents *contraires*.

Nous devons reconnaître que si quelques-uns des symptômes qui appartiennent aux troubles de sensations ont souvent leurs contraires, la plupart cependant n'en ont point. Mais où le principe des contraires est véritablement dénué de termes corrélatifs, c'est à l'égard des maladies qui, considérées dans leur ensemble, leurs caractères essentiels et leur marche, n'ont point en effet de contraires, tandis qu'elles peuvent avoir jusqu'à un certain point leurs semblables. Cette simple comparaison donne déjà une grande supériorité au principe *homœopathique*, puisqu'il trouve partout son application aussi bien aux lésions de sensations qu'à celles de fonctions ou de texture, aussi bien aux symptômes qu'aux maladies, et qu'il présente ainsi un caractère de généralité que le principe des contraires est loin d'avoir.

De cette appréciation, si nous passons à celle que nous fournit leur application au traitement des maladies, nous constatons aisément que le principe homœopathique donne des résultats infiniment plus nombreux, plus complets et plus positifs, et qu'il mérite, et par sa généralité et par cette supériorité, d'être considéré comme la loi fondamentale de la thérapeutique. Mais s'ensuit-il que le principe des contraires, parce qu'il n'a qu'une valeur secondaire, si l'on veut même, parce qu'il est inférieur de beaucoup, doive être banni comme inutile, bien plus, comme dangereux ? C'est une exagération dans laquelle des hommes de science doivent se garder de tomber, et que le jugement de Hahnemann lui-même n'autorise pas autant qu'on cherche à se le persuader. La critique qu'il a faite de la méthode *énantiopathique* était dirigée surtout contre l'abus des palliatifs employés comme unique moyen de traitement dans les maladies chroniques; mais il ne lui refusait pas d'ailleurs toute valeur dans les maladies aiguës, et ne l'y réduisait à si peu que par comparaison avec la méthode homœopathique. Du reste, quelle que pût être l'opinion de Hahnemann, elle ne doit pas nous faire méconnaître l'importance que le principe des contraires puise dans l'histoire de la médecine et dans les faits de chaque jour, où nous le voyons entre les mains de nos adversaires rendre encore d'incontestables services. Au lieu de fermer les yeux à ce qui est évident, et de repousser cette vérité parce qu'elle est en opposition avec celle que nous avons adoptée, nos efforts doivent tendre à les concilier et à les compléter l'une par l'autre. Sommes-nous donc si riches que nous devions répudier une si grande partie de l'héritage de la médecine, et guérissons-nous, soulageons-nous même si constamment et si pleinement à notre gré que nous ayons le droit de dédaigner tout autre auxiliaire que les moyens homœopathiques ?

Il ne faut pas oublier que les faits qui se rattachent aux deux principes *homœopathique* et *énantiopathique* ne constituent pas à eux seuls tous les éléments de la thérapeutique; il en est d'autres qu'il ne nous est pas permis de passer sous silence, et dont Hahnemann a rangé une petite partie sous le titre d'*Allopathie*, si légèrement jugée par lui dans les *Prolégomènes* de sa *Matière médicale pure*. Mais sous quel titre comprendrons-nous et à quel principe devrons-nous rattacher ces innombrables modificateurs que nous offrent l'air avec ses qualités diverses, le froid, la chaleur, l'électricité, le magnétisme, l'hydrothérapie, les bains de mer, les eaux thermales, les bains tièdes, les frictions, le massage, etc., et tant d'aliments dont les propriétés ne sont pas uniquement nutritives? Lorsqu'un enfant, atteint d'une coqueluche rebelle aux médicaments palliatifs et à ceux de l'homœopathie, est conduit à la campagne, et cesse de tousser à quelques lieues à peine de la demeure qu'il vient de quitter; quand une névrose ancienne cède rapidement aux ablutions et aux douches froides; lorsque dans une constitution appauvrie, cachectique, que chaque nouvelle médication épuise, on voit, après quelques bains de mer, les fonctions se régulariser et les forces renaître, quel nom donnerons-nous à ces actions thérapeutiques? Et faudra-t-il y renoncer parce qu'elles ne s'appellent pas *homœopathie?* Quand même vous me répondriez que ces moyens appartiennent à l'hygiène, ce qui ne serait vrai que pour quelques-uns, qu'importe cette distinction? Du moment qu'ils guérissent, ils appartiennent à la thérapeutique, et ils doivent y avoir leur place.

Il y a donc en dehors de la loi des *semblables* la loi des *contraires*, et en outre d'innombrables faits qui n'appartiennent ni à l'une ni à l'autre, et qui attestent l'existence d'une ou de plusieurs autres lois thérapeutiques; et, à moins, chose improbable, que nous ne parvenions, par une étude plus attentive, et par le progrès de nos connaissances, à démontrer que tous ces faits, même les *contraires*, relèvent de la loi de *similitude*, nous serons conduits à admettre que, au-dessus de toutes ces lois, il en est une universelle, absolue, qui les embrasse toutes et les relie dans une hiérarchie régulière dont la connaissance constituera la vraie science de la thérapeutique. Car si je ne partage pas votre opinion que la condition primordiale de toute science soit d'avoir l'unité pour principe, je pense que toutes tendent vers cette unité, et que c'est le signe de leur constitution définitive que de l'avoir trouvée. C'est pour cela que je ne puis voir encore dans l'homœopathie la vraie science de la thérapeutique, puisque son principe, loin de comprendre tous les faits et d'en donner raison, est obligé d'en contester et d'en exclure une grande partie pour sauver son unité.

Vous craignez, dites-vous, « en admettant la possibilité de « fonder une doctrine sur deux lois aussi disparates que le sont « celle des contraires et celle des semblables, que l'on n'abou- « tisse infailliblement au chaos, par suite de l'impossibilité dans « laquelle on se trouverait de déterminer *à priori*, d'après quels « symptômes il faudrait adopter l'une ou l'autre de ces deux lois, « ce qui réduirait chaque médecin à n'avoir d'autre guide que « son instinct, son inspiration ou la routine... » Vous ajoutez « qu'il est bien temps que la médecine se mette enfin à même

« d'augmenter ses richesses autrement que par les honteuses « aumônes qu'elle reçoit de l'empirisme. »

Je comprends votre crainte, elle ne manque pas de fondement : c'est un bien grand pas que l'homœopathie vient de faire faire à la médecine en la mettant dans la voie de l'expérimentation pure, et en donnant pour *criterium* au praticien le principe de la *similitude*. Un tel progrès mérite qu'on s'y attache et qu'on le défende contre tout ce qui pourrait le compromettre. Mais cette légitime préoccupation ne doit pas être poussée jusqu'à ce point que l'on refuse absolument toute valeur aux méthodes expérimentales qui diffèrent de l'expérimentation pure, et que l'on se persuade pouvoir par celle-ci suppléer désormais toutes les autres. Là est l'exagération, et les esprits sages doivent s'en défendre. Demandons qu'on apporte une grande réserve dans les tentatives de conciliation entre ces méthodes et les principes qui nous semblent jusqu'ici antipathiques; gardons-nous de sacrifier les belles conquêtes de l'homœopathie au besoin, à la nécessité même de les agrandir et de les compléter par toutes celles que la science avait déjà faites auparavant et doit faire encore; mais, croyez-moi, ne jetons pas ce mot d'*empirisme* comme un reproche ou une menace aux hommes de bonne volonté qui cherchent, fût-ce même avec trop d'ardeur, les moyens de remplir cet impérieux devoir du médecin, qui est avant tout de soulager et de guérir. Bien plus, ne nous dissimulons pas que nous-mêmes, homœopathes, malgré l'avantage que nous donne sur les autres médecins le double flambeau de notre loi thérapeutique et de notre méthode expérimentale, nous n'échappons pas, comme nous nous en flattons, à cette nécessité de l'empirisme, qui est la conséquence toujours forcée de l'absence ou de l'imperfection de la science. Partis d'un point bien déterminé, nous n'avançons au delà et nous ne marchons dans la pratique qu'en tâtonnant, en hésitant et en consultant bien des fois nous aussi *notre instinct, notre inspiration et même la routine* qui déjà creuse son ornière dans notre champ.

Cette assertion, qui ne laissera pas de surprendre d'abord et de heurter vos convictions, vous deviendra cependant évidente si vous voulez bien passer en revue avec moi les questions qui sont le fondement de l'homœopathie, et apprécier sans partialité dans quelle mesure le praticien y trouve réellement la certitude sans laquelle il est aussitôt livré plus ou moins à l'empirisme.

Prenons d'abord notre loi thérapeutique *similia similibus*. A ne l'envisager que d'une manière générale, nous avons incontestablement le droit de la poser comme un *criterium* qui détermine d'une manière rigoureuse et précise le rapport qui doit exister entre l'agent curatif et l'état pathologique. Mais dans l'application, cette formule générale suffit-elle pour que l'on puisse établir toujours avec certitude ce rapport nécessaire de similitude ? Offre-t-elle dans ces termes un guide invariable au praticien ? Il en serait ainsi assurément s'il n'y avait qu'une *similitude* possible entre le médicament et la maladie, car alors, ou bien il ne pourrait exister dans la nature que deux termes susceptibles de se correspondre, et qu'il suffirait de trouver pour les opposer l'un à l'autre, ou il pourrait y avoir plusieurs termes parfaitement équivalents : dans le premier cas, un état morbide étant donné, on saurait aussitôt que l'on a ou que l'on n'a point son terme correspondant ; dans le second cas, on aurait autant de moyens pour le combattre que d'agents similaires. Mais il s'en faut que le rapport de *similitude* ait en homœopathie ce caractère absolu, et nous le voyons varier presqu'à l'infini, dépendre des appréciations individuelles, et par suite ouvrir dans la pratique un vaste champ à l'arbitraire.

La *similitude* la plus complète et qui réunit seule les conditions de certitude que je viens d'indiquer, est évidemment celle qui arrive au degré appelé par les uns l'*identité*, par les autres le *simillimum*, et par d'autres l'*isopathie*, et que l'on réalise en appliquant le principe ou la cause même de la maladie au traitement de celle-ci, en combattant, par exemple, les brûlures par le feu, les congélations par la glace, l'anthrax par le pus de l'anthrax, la variole par le virus varioleux, les symptômes mercuriels par le mercure, etc. Remarquons toutefois que ce rapport de *similitude* auquel on ne peut contester d'avoir déjà fourni d'importants résultats, et qui est bien digne de toute notre attention, Hahnemann l'a repoussé en termes formels, quoiqu'il y ait puisé lui-même des exemples bien connus en faveur du *similia similibus*. « L'*homœopathie*, dit-il dans les *Prolégomènes* de la *Ma-*
« *tière médicale pure* (1), n'est pas l'*homopathie ;* jamais elle n'a
« prétendu guérir les maladies par la même puissance que
« celle qui les produit ; elle veut le faire par une puissance qui
« n'est point *identique*, mais seulement *analogue*, par un médi-
« cament qui ne peut produire qu'un état *analogue* à la ma-
« ladie. »

Un état *analogue !* A ce mot seul on peut pressentir combien les rapports de similitude vont être susceptibles de varier suivant la manière dont on comprendra cette analogie ; et les faits

(1) T. V, p. 74, notes.

sont là pour montrer de combien de manières différentes les homœopathes l'ont comprise et l'ont appliquée.

Au-dessous de la similitude par *identité*, nous trouvons celle qui est basée sur le rapport de *spécificité*, c'est-à-dire sur le rapport des effets électifs, spéciaux d'un médicament avec les caractères les plus constants d'un état morbide. C'est à celle-là que s'est attachée exclusivement toute une école d'homœopathes en Allemagne. C'est celle-là que nous aussi nous appliquons si souvent dans les maladies aiguës, parfois dans les maladies chroniques : l'emploi de l'*aconit* dans la synoque, de la *bryone* et du *phosphore* dans la pneumonie, du *mercure* dans la syphilis, du *thuya* dans les végétations sycosiques, etc., en sont des exemples entre bien d'autres.

Lorsque, sans tenir un compte particulier des symptômes actuels du malade, nous administrons l'*ignatia* contre les effets d'un chagrin, l'*arnica* contre les suites d'une chute, la *pulsatille* contre les troubles gastriques produits par des aliments gras, etc., nous nous basons alors sur une similitude d'un autre genre, et en quelque sorte *virtuelle*, qui résulte moins du rapport positif des symptômes de l'état morbide avec ceux du médicament, que de l'aptitude ou de la tendance que la cause morbide et le médicament ont à produire des effets semblables.

La similitude est encore ce que l'on peut appeler *virtuelle* lorsque, sans nous régler précisément sur les caractères des symptômes, nous fixons le choix du médicament d'après les considérations des *circonstances* ou *conditions* dans lesquelles ces symptômes se renouvellent, s'aggravent ou s'apaisent, par exemple, lorsque nous donnons le *rhus* ou le *rhododendron* contre les douleurs qui s'aggravent au repos ; la *noix muscade* contre celles que l'humidité développe, la *staphysaigre* et surtout l'*aconit* contre celles que la chaleur extérieure soulage.

D'autres fois, au contraire, c'est d'après les caractères seuls des troubles de sensations, des douleurs que nous établissons la similitude, abstraction faite de toute autre analogie ; et, bien des fois alors, ayant à combattre une douleur dans un organe, nous trouvons un rapport de similitude suffisant dans la tendance que paraît avoir tel médicament à produire cette même douleur, bien qu'il ne l'ait manifestée que dans d'autres organes, et dans des conditions différentes. C'est ainsi que nous administrons souvent la *belladone* contre les douleurs névralgiques lancinantes, le *platine* contre les douleurs constrictives et engourdissantes, l'*arsenic* contre les douleurs brûlantes, etc.

Entre toutes ces *similitudes* qui peuvent descendre, par une infinité de degrés, depuis l'*identité* jusqu'à une analogie plus ou moins incomplète, quelle règle fixera notre choix ? Vous me répondrez avec Hahnemann : « Celui d'entre les médicaments dont « les symptômes connus ont le plus de ressemblance avec la « totalité de ceux qui caractérisent une maladie naturelle don- « née, celui-là doit être le remède le mieux approprié, le plus « certainement homœopathique qu'on puisse employer contre « cette maladie, il en est le remède spécifique. » Il faudrait n'avoir jamais pratiqué consciencieusement l'homœopathie, pour ne pas reconnaître l'excellence de cette définition, et la haute efficacité des médicaments qui ont pu être appliqués dans ces conditions. C'est donc à les réaliser que nous devons toujours nous efforcer ; mais qui ne sait combien il est difficile d'y parvenir, malgré la connaissance la plus étendue de notre matière médicale, et le soin le plus scrupuleux apporté dans la recherche du médicament ? Alors, faute de pouvoir réaliser ce type de la similitude, nous nous trouvons réduits à choisir entre plusieurs médicaments dont chacun ne reproduit qu'une partie du tableau morbide, et ne nous offre par conséquent que l'une des similitudes imparfaites que nous venons d'énumérer. Et dans cette situation nous n'avons aucun principe d'après lequel nous puissions nous déterminer, aucun guide qui nous sauve de la nécessité de faire un choix empirique ou hasardé. Hahnemann, en nous recommandant de prendre surtout en considération *les symptômes caractéristiques de la maladie naturelle*, loin d'aplanir la difficulté, n'a fait qu'y en ajouter une nouvelle, car la distinction de ces symptômes caractéristiques ne repose elle-même sur aucun principe fixe, et se prête aux interprétations les plus diverses et les plus sujettes à controverse.

Si dans la recherche du rapport à établir entre la maladie et le médicament, la *loi des semblables* ne nous affranchit pas encore des tâtonnements empiriques, en est-il autrement de la méthode d'expérimentation pure des médicaments ? C'est-à-dire, cette méthode suffit-elle pour nous faire connaître autant qu'il est nécessaire, toutes les propriétés curatives des médicaments, et pour nous révéler exactement la valeur thérapeutique de chacun des effets qu'ils peuvent produire sur l'homme sain ? Il est permis d'en douter. Tout en reconnaissant que ce mode d'expérimentation sera désormais la base de nos recherches sur les propriétés curatives des agents de la nature, et qu'elle doit être le point de départ de toutes les connaissances positives que nous pouvons acquérir sur eux, on ne peut nier la nécessité de l'expérimentation clinique, non-seulement comme contrôle des données de la précédente, mais aussi comme complément et comme source d'une foule de connaissances que la première ne peut nous fournir. L'analogie et l'induction sont appelées elles aussi à nous apporter un contingent de lumières, dont on apprécierait mal la valeur, si on ne les jugeait que d'après les systèmes grossiers et les aperçus bornés qu'elles ont produits jusqu'ici. Dire que la clinique doit confirmer ou rectifier les données de notre matière médicale, qu'elle doit même y en ajouter de nouvelles, qu'est-ce, sinon reconnaître la nécessité des *essais*, dans l'application de nos médicaments, et de ces tentatives incertaines dont vous vous plaisiez à nous croire affranchi ?

Mais les procédés que nous avons mis en usage pour étudier les effets purs des médicaments accusent, eux aussi, un véritable empirisme, si par là nous entendons l'un et l'autre l'expérience pratiquée sans règles fixes, sans conditions déterminées et sans autre objet que son but final. Je vous prie de ne point voir dans cette appréciation une critique de l'œuvre elle-même de Hahnemann. A Dieu ne plaise qu'une seule de mes paroles tende à rabaisser cette œuvre gigantesque, conception du génie réalisée avec tant de persévérance, de conscience et de pénétration ! Hahnemann, en se posant le programme des recherches qu'il entreprenait, pouvait le croire assez complet lorsqu'il y mettait pour condition essentielle d'observer attentivement tous les effets produits sur une série d'organismes sains, par une substance administrée seule et dans le plus grand état de pureté possible. C'était précisément en cela que consistait la nouveauté et la grandeur de son invention, et si, dans l'application, il s'est trouvé des défauts, ceux-ci ne sauraient enlever, ni à l'idée ce qu'elle a de fécond, ni à la réalisation ce qu'elle a eu d'admirable.

Toutefois, quand il s'agit d'apprécier les procédés mis en usage par Hahnemann et ses premiers disciples pour constituer la matière médicale pure, nous ne pouvons nous en dissimuler les imperfections et les lacunes tant au point de vue scientifique que pratique. Ainsi, et je ne suis pas le premier à le signaler, Hahnemann n'a indiqué ni le sexe, ni l'âge, ni le tempérament de ses expérimentateurs, détails nécessaires cependant pour distinguer les affinités des médicaments avec tels ou tels organismes. Il s'est tu sur le nombre des doses administrées à ses sujets, sur leur ordre de succession, et sur la durée et les conditions générales de l'expérimentation, ce qui eût jeté un grand jour sur les maladies médicinales considérées dans leur marche et leur évolution dans l'organisme. Enfin il a expérimenté les médicaments, tantôt en substance, tantôt à un degré plus ou moins élevé d'atténuation, sans indiquer ces différences et sans tenir compte de la diversité de leurs résultats; confondant par là dans les pathogénésies deux ordres d'effets qu'il est cependant utile de distinguer ceux des doses massives et ceux des doses infinitésimales (1).

Si de ces *desiderata* nous passons à la considération du mode suivi par Hahnemann pour recueillir les données de ses expériences pures, tout en reconnaissant la nécessité où il a été, pour ne rien préjuger, de se borner à enregistrer fidèlement toutes les impressions de ses expérimentateurs, et d'être l'historien scrupuleux jusqu'à la minutie de tout ce qu'il pouvait constater par ses propres yeux, nous ne pouvons voir dans son travail que la réunion d'une quantité prodigieuse de matériaux destinés à être un jour vérifiés et coordonnés par la science. Mais jusqu'au jour où la science en aura fixé la valeur et le rang, et aura séparé ceux qui sont évidemment hétérogènes ou apocryphes, nous n'avons aucun moyen d'en faire l'appréciation. Ainsi parmi tous les symptômes attribués à un médicament, il ne nous est pas possible de discerner ceux qui lui appartiennent réellement et ceux qui ont été le résultat d'influences étrangères ou de dispositions naturelles ou accidentelles des sujets soumis aux expériences. De plus, entre les symptômes qui sont bien le fait du médicament, il s'en trouve qui sont alternants ou *opposés* entre eux, et nous ignorons leur importance relative et les conditions dans lesquelles nous pouvons utiliser les uns ou les autres. Il y en a encore qui sont simplement *secondaires* ou de réaction, et que l'étude la plus attentive d'une pathogénésie ne nous met que bien rarement en état de distinguer d'avec les symptômes *opposés* ou *alternants*. Que de causes d'incertitudes et d'erreurs dans l'application !

L'ordre que Hahnemann a adopté pour classer les matériaux de chacune de ses pathogénésies ajoute encore, il faut le reconnaître, à tant de doutes et de difficultés. Ce serait bien à tort que l'on croirait y voir un caractère ou seulement une tendance scientifique. Hahnemann au contraire repoussait tout ce qui pouvait ressembler à une systématisation quelconque de la matière médicale, et c'est pour cela qu'il s'est borné à ranger les

(1) Il est vrai que depuis Hahnemann un assez grand nombre d'observateurs ont cherché à être plus complets sur tous ces points. Mais ici encore l'unité de méthode et de vues fait manifestement défaut, les uns ne donnant qu'une dose de médicament et la laissant agir, les autres, donnant chaque jour de nouvelles doses pendant toute la durée de l'expérimentation ; ceux-ci n'employant que des doses massives, ceux-là que des atténuations, etc.

symptômes de chaque médicament dans un ordre anatomique ou plutôt graphique, lequel descend tout simplement de la tête jusqu'aux pieds, sans tenir grand compte des rapports physiologiques qui peuvent unir les organes. Il s'est proposé uniquement de réaliser une sorte de répertoire pour aider à former, suivant sa méthode, des tableaux de symptômes médicamenteux correspondant au tableau de l'état morbide. Quant à grouper et à classer les symptômes d'un même médicament, ou les différents médicaments entre eux d'après leurs rapports naturels, leurs analogies, leur mode d'action sur tel point de l'organisme, ou dans des conditions données, etc., il s'en serait bien gardé, et, de son point de vue, il avait raison. Mais, cela admis, il ne nous est plus permis de nous croire en possession d'une matière médicale, et il faut convenir que nous n'avons jusqu'ici qu'un grand répertoire alphabétique de pathogénésies, lesquelles offrent chacune leur répertoire anatomique de symptômes. Il y a loin de là à une science des effets positifs des médicaments, et, il ne faut pas s'y tromper, le plan d'après lequel Hahnemann a consigné ses expérimentations pures n'est pas l'un des moindres obstacles à la constitution d'une telle science, parce que, en décomposant les groupes naturels de symptômes pour en porter les éléments aux titres des divers organes affectés, il a séparé ceux qui avaient entre eux une intime liaison, il a détruit leurs vrais rapports, leur enchaînement, leur ordre de succession nécessaire, et leur a fait perdre ainsi la valeur et le sens qu'ils se prêtaient mutuellement. Il en est résulté que la signification de la plupart de ces symptômes démembrés est devenue vague, hypothétique, souvent trompeuse, et que, par suite, les caractères essentiels de chaque médicament sont devenus insaisissables. Aussi de combien d'entre eux sommes-nous assurés de connaître la sphère d'action et les propriétés réelles ?

Dans les questions d'un ordre secondaire qui, sans être, comme les précédentes, les bases mêmes de la doctrine, en intéressent au moins grandement les applications, nous retrouvons la même absence de règles et de certitude. Après avoir opté entre les divers rapports de similitude, et avoir fait choix du médicament qui offre ce rapport au plus haut degré, il reste pour l'homœopathe à décider quelle atténuation et quelle préparation il convient d'adopter, quelle dose doit être administrée, et à quels intervalles elle doit être répétée.

L'échelle des atténuations se dresse devant lui avec tous ses degrés, depuis la première jusqu'à la millième et au delà. Auquel s'arrêtera-t-il ? Existe-t-il quelque part pour le diriger, je ne dis pas un guide sûr, mais seulement une instruction élémentaire, motivée, qui lui permette de se décider avec quelque connaissance de cause entre ces extrêmes? Des opinions contradictoires, des assertions sans preuves, des observations à l'appui de chacune, voilà ce qu'il trouve. Et, pour que rien ne manque à son embarras, s'il consulte les écrits du maître, il voit ses assertions se modifier jusqu'à se contredire à mesure que des premières applications qu'il fit de l'homœopathie, il s'est avancé vers celles qui ont rempli la fin de sa carrière.

Supposons toutefois le degré d'atténuation déterminé; quelle préparation devra-t-il préférer entre les triturations, les dilutions liquides et celles en globules; entre les atténuations soumises à un frottement énergique et prolongé, ou seulement faible et de courte durée? Administrera-t-il sa préparation à sec ou dans de l'eau, par la bouche ou par la peau, à l'aide de frictions ou par olfaction, et quels motifs aura-t-il pour recourir à tel mode plutôt qu'à tel autre?

Quant aux doses, qui lui en précisera la mesure et lui expliquera la différence thérapeutique qui existe entre une goutte et un globule, une dragée américaine et une nonpareille de Jœnichen? Qui lui enseignera à quels intervalles il doit les répéter, et dans quelles conditions et à quelles heures du jour il est le plus opportun de les administrer?

Toutes ces questions attendent leur réponse, et ce serait s'abuser volontairement que de ne pas reconnaître que dans le champ de la pratique elles laissent trop souvent le médecin irrésolu, déconcerté, réduit à faire appel à chaque instant « à son instinct, « à son inspiration ou à la routine, » livré enfin, il faut bien l'avouer, à un empirisme qui, pour n'être pas précisément grossier, et dénué de lumières, n'en est pas moins réel et d'autant plus fâcheux pour nous que nous avions cru plus fermement avoir trouvé dans l'homœopathie la solution de tous les problèmes de la thérapeutique. Ce n'est que par des travaux sérieux dans les différentes branches de nos connaissances, par des efforts où une large part sera laissée à l'initiative et à la liberté individuelle, et en nous affranchissant du joug des préjugés d'école que nous sortirons l'homœopathie de l'impasse où elle est arrêtée depuis que la puissante main de Hahnemann ne la pousse plus en avant. Mais pour se mettre à l'œuvre et pour aller à la recherche du progrès il faut avant tout que l'on en reconnaisse la nécessité; or je ne vois pas que jusqu'ici, en France du moins, les homœopathes en soient le moins du monde pénétrés. Bien au contraire, j'entends dire que le principe de la *similitude* est un *criterium* infaillible, que l'expérimentation pure peut et doit seule nous révéler les propriétés des médicaments, que nous avons une matière médicale que nous pouvons bien enrichir de nouvelles pathogénésies, mais à laquelle il faut bien se garder de rien changer, et que la dynamisation des médicaments est le complément logique, nécessaire d'une thérapeutique fondée sur le dynamisme vital et pathologique ; qu'en un mot la science médicale est constituée dans l'homœopathie. Ce n'est pas avec de telles convictions que les homœopathes se décideront à remuer courageusement et à coordonner tous ces matériaux confus qui leur apparaissent comme l'édifice complet de la science auquel il suffira, pour qu'il soit aussi achevé que possible, d'ajouter quelques développements sur les plans mêmes du fondateur.

Peut-être, moins optimiste que tant d'autres, vous admettrez avec moi que l'homœopathie est encore dans l'enfance, et que c'est une erreur de la considérer comme une science déjà constituée ; mais vous vous bornerez à en conclure que notre devoir est en effet de reprendre les travaux de Hahnemann et de son école, de les modifier, de les interpréter, de les classer, toutefois sans nous écarter des principes qui constituent notre doctrine ; que si l'homœopathie telle qu'elle est n'offre pas au praticien un *criterium* toujours assez sûr pour qu'il ne soit pas bien souvent obligé de procéder plus ou moins empiriquement, il faut chercher à la perfectionner en elle-même, à la compléter par des développements nécessaires, sans que ce soit une raison pour sortir du cercle de la doctrine, et se jeter dans l'empirisme bien plus aveugle des autres méthodes thérapeutiques ; que par de tels écarts, loin de remédier au mal, on ne peut que l'aggraver en étendant à l'infini le champ de nos tâtonnements, et en abandonnant la voie du seul progrès véritable en médecine qui est l'homœopathie.

De telles conclusions seraient plus spécieuses que solides. Si, pour les apprécier, nous nous plaçons d'abord au point de vue purement spéculatif, nous ne pouvons contester que l'homœopathie, ainsi que je l'ai fait observer plus haut, est loin d'embrasser tous les faits de la thérapeutique ; que ceux qu'elle laisse en dehors d'elle ont en eux-mêmes et par leur nombre considérable une valeur qu'on ne saurait contester ; que l'existence de ces faits implique nécessairement celle d'une ou plusieurs lois correspondantes, différentes de la loi des *semblables*, et même la probabilité d'une loi thérapeutique plus générale encore que celle-ci, à laquelle toutes les autres seraient subordonnées. Il n'est pas permis au savant de fermer les yeux sur de telles conséquences, et, je le répète, la difficulté de les concilier, et de résoudre le grave problème qu'elles soulèvent, est loin d'être un motif scientifique pour laisser à l'écart tout ce qui nous embarrasse, et n'admettre dans le cadre de nos recherches que les faits et les déductions qui ne contrarient pas nos théories.

Au point de vue pratique, la question qui domine toutes les autres est celle des moyens de guérir ou au moins de soulager les malades; « c'est là, comme l'a dit Hahnemann, notre première, notre unique vocation. » Mais lorsque, après avoir appliqué avec conscience et discernement les moyens que nous fournit l'homœopathie, nous avons échoué; lorsque nous savons que en dehors d'elle nous pouvons trouver des agents auxiliaires qui nous offrent des chances de succès, dites-moi, quel est celui de nous qui peut croire de son devoir de refuser un tel secours? Pas un, j'en suis convaincu, et nous devons nous en féliciter. Mais voyez la conséquence des préjugés : comme il est admis parmi nous que l'homœopathie est la seule vraie thérapeutique, que toute autre est impuissante ou dangereuse, et que pour guérir promptement et sûrement il suffit de la connaître et de l'appliquer en se conformant aux préceptes de Hahnemann, le médecin homœopathe qui ne réussit pas et qui, dans sa détresse, a fait quelque emprunt à l'allopathie, se voit nécessairement accusé d'ignorance ou d'impéritie, et d'avoir compromis l'homœopathie en faisant pour elle une sorte d'aveu d'impuissance; et enfin d'être retombé honteusement dans l'empirisme. Pour échapper à de si rudes conséquences, il arrive que chacun dissimule de son mieux ses infractions, et en gémit de si bonne foi au dedans de lui, qu'il condamne impitoyablement toutes celles que d'autres peuvent commettre, tant il craint d'autoriser par son indulgence une faute qu'il ne se pardonne pas à lui-même.

Croyez-moi, ne nous plaçons pas gratuitement dans une position aussi fausse, qui compromet bien plus qu'elle ne sert les intérêts que nous avons mission de défendre. Que ceux d'entre nous qui n'admettent en médecine de vérité et de progrès possible que dans l'homœopathie, et par elle, reconnaissent au moins que pendant longtemps encore elle ne sera pas arrivée à ce degré de perfection et de certitude qui dispensera le praticien de chercher des ressources ailleurs que dans sa thérapeutique. Qu'ils ne se persuadent pas que, par leurs efforts pour rester dans un exclusivisme impossible, ils suivent plus fidèlement la tradition de Hahnemann, et marchent mieux sur ses traces, car je les avertis qu'ils s'abusent, et même qu'ils sont déjà sortis de sa voie lorsqu'ils cherchent à constituer scientifiquement l'homœopathie soit en systématisant la matière médicale pure, soit en formant les divisions ou des cadres pathologiques sous quelque dénomination que ce puisse être. Hahnemann, qu'ils ne l'oublient point, n'admettait pas que l'homœopathie pût se développer autrement que dans le sens où il l'avait conçue, qui était celui d'une constante individualisation, c'est-à-dire en opposition formelle avec toute idée de système et de classification. Pour lui, développer l'homœopathie c'était enrichir la matière médicale pure de nouvelles pathogénésies, compléter celles qui n'étaient qu'ébauchées, déterminer autant que possible les symptômes caractéristiques en constatant ceux qui s'étaient offerts le plus souvent à l'observation, mais sans rien induire de général au delà du fait des symptômes eux-mêmes, sans s'élever à aucune vue d'ensemble sur les propriétés des médicaments, sans comparer non plus les divers médicaments entre eux pour les rapprocher et en former des groupes d'après leurs analogies ; c'était aussi individualiser de plus en plus rigoureusement les états morbides, et leur opposer des médicaments choisis d'après leurs plus délicates nuances. Voilà, avec quelques modifications dans les préparations et dans le mode d'administration des médicaments, en quoi consistait pour lui le progrès en homœopathie. Il était si loin d'en admettre un autre, ni de prévoir que l'on pût ajouter beaucoup à la perfection de l'homœopathie en elle-même, que, lorsqu'il fut obligé de reconnaître combien de fois elle restait insuffisante entre les mains de ceux qui l'appliquaient le mieux, de ses meilleurs élèves et de lui-même, il chercha en dehors de l'homœopathie le complément qu'il jugeait nécessaire, et ce fut dans l'hypothèse du *miasme psorique* qu'il crut l'avoir trouvé. Je vais, pour vous en convaincre, remettre sous vos yeux les premières pages de son *Traité des maladies chroniques*.

« Jusqu'à présent, la médecine homœopathique, fidèlement suivie telle qu'elle avait été enseignée dans mes écrits et dans ceux de mes élèves, a prouvé partout d'une manière évidente et décisive, sa supériorité naturelle sur les méthodes allopathiques, quelles qu'elles soient, non-seulement dans les maladies aiguës, c'est-à-dire dans celles qui attaquent l'homme avec rapidité, mais encore dans les épidémies et les fièvres sporadiques.

« L'homœopathie a également procuré la guérison radicale des maladies vénériennes d'une manière beaucoup plus sûre et plus exempte d'inconvénients ou d'affections consécutives, en attaquant uniquement par l'intérieur, et au moyen du meilleur remède spécifique, le mal interne qui en est la source, sans troubler ni détruire les symptômes locaux dont il détermine l'apparition.

« Mais le nombre des autres maladies chroniques répandues sur la surface du globe était infiniment plus grand, énorme même, et il l'est encore.

« Le traitement de ces maladies, tel qu'il a été dirigé jusqu'à présent par les médecins allopathistes, n'a servi qu'à accroître les souffrances de ceux qui en étaient atteints; car, avec tous ces dégoûtants mélanges de drogues violentes employées à hautes doses et dont la véritable manière d'agir était inconnue . . .
. . . .
le mal devenait plus grave et les forces vitales allaient toujours en baissant. . . . .

« Ce n'est pas ainsi que procède l'homœopathie, ce don précieux de la Divinité.

« Même dans ces autres espèces de maladies chroniques, les adeptes de la médecine homœopathique, toutes les fois qu'ils ne les ont pas trouvées trop dénaturées par l'allopathie, ont fait, en suivant les préceptes consignés aujourd'hui dans mes ouvrages, et développés autrefois dans mes leçons orales, beaucoup plus qu'on n'obtient par tous les prétendus traitements qui ont été mis en usage jusqu'à ce jour.

« Cette manière d'agir, plus conforme à la nature, leur permettait, après avoir recherché tous les symptômes appréciables de la maladie chronique actuelle, pour lui opposer, aux plus petites doses possibles, celui des moyens dont on a jusqu'à ce jour étudié l'action pure et vraie qui était le plus homœopathique avec elle, de procurer, souvent en très-peu de temps, sans soustraire des humeurs, sans épuiser les forces, comme fait l'allopathie des médecins ordinaires, une amélioration après laquelle le malade pouvait retrouver des jours heureux, et qui surpassait de beaucoup tout ce que les allopathistes avaient jamais obtenu dans des cas rares, lorsqu'un hasard favorable voulait qu'ils s'adressassent bien en puisant dans leurs boîtes de médicaments.

« Les maux cédaient en grande partie à une très-faible dose du médicament qui s'était montré apte à produire chez l'homme bien portant une série de symptômes semblables à ceux qu'on observait actuellement chez les malades, et, quand l'affection n'était pas trop ancienne, portée à un trop haut degré, ou trop altérée par l'allopathie, l'effet durait souvent pendant un long espace de temps, de sorte que l'humanité pouvait déjà s'estimer heureuse, et que, dans beaucoup de cas, elle s'applaudissait réellement d'avoir rencontré un secours venu si à propos. Le sujet traité de cette manière pouvait se croire à peu près en santé et il lui arrivait même assez souvent de se flatter d'une guérison absolue, lorsqu'il appréciait bien l'état supportable dans lequel il se trouvait alors, et le comparait avec les souffrances qu'il ressentait avant d'avoir été soulagé par l'homœopathie.

« Cependant il suffisait souvent d'écarts un peu grossiers dans le régime, d'un refroidissement, d'un mauvais temps, d'un froid humide ou d'un orage de l'automne, quelque doux même qu'il fût, mais surtout de l'hiver et d'un printemps froid, d'un exercice forcé du corps ou de l'esprit, et principalement d'une secousse imprimée à l'économie par une grave lésion extérieure, ou par un événement accablant, des frayeurs répétées, un vif chagrin, de grands soucis, d'une tristesse prolongée, pour que, si la maladie en apparence guérie dépendait d'une psore déjà très-développée, ou si le sujet était d'une constitution affaiblie, l'un ou l'autre des maux dont on avait triomphé reparût bientôt, accompagné même d'accidents nouveaux, sinon plus fâcheux que ceux dont l'homœopathie avait précédemment procuré la suppression, fréquemment du moins tout aussi graves, et maintenant plus opiniâtres. Dans ce dernier cas, le médecin homœopathiste, agissant comme s'il eût été question d'une maladie nouvelle, recourait à celui des médicaments connus qui avait le plus de rapport avec elle, et administrait naturellement avec assez de succès cette substance, qui sur-le-champ remettait le malade dans un meilleur état. Dans le premier cas, au contraire, où, par l'effet des causes dont je viens de faire l'énumération, les maux qui semblaient déjà éteints venaient à reparaître, le moyen dont on s'était bien trouvé la première fois réussissait d'une manière beaucoup moins complète, et, quand on le réitérait une troisième fois, il était couronné d'un succès beaucoup moins marqué encore. Alors, sous l'influence des remèdes homœopathiques, en apparence les mieux appropriés, et même lorsqu'il n'y avait rien à redire au genre de vie du malade, on voyait éclater des symptômes nouveaux qu'on ne pouvait faire disparaître qu'incomplétement à l'aide des moyens les plus homœopathiques, et dont il était même impossible de diminuer l'intensité lorsque les circonstances du dehors dont il a été parlé plus haut venaient à entraver la guérison. »

« Il arrivait bien quelquefois qu'un événement propre à inspirer la joie, un changement heureux dans la situation extérieure du sujet, nn voyage agréable, une saison favorable et sèche, un beau temps soutenu, suspendissent l'affection chronique d'une manière remarquable, et pour un temps plus ou moins long, pendant lequel il pouvait se faire que le disciple de l'école homœopathique supposât la maladie à peu près guérie, et que le malade, donnant peu d'attention à des maux modérés et supportables, se crût lui-même délivré. Mais cette trêve n'était jamais de longue durée, et les fréquentes rechutes du mal finissaient par rendre les médicaments reconnus jusqu'alors pour être les plus homœopathiques et donnés aux doses les plus appropriées, d'autant moins efficaces qu'on en réitérait davantage l'administration. Une époque arrivait même où à peine procuraient-ils un léger soulagement. Mais, d'ordinaire, après des efforts réitérés pour triompher d'une affection qui se reproduisait toujours avec quelques modifications nouvelles, il restait, même lorsque le malade n'avait rien à se reprocher du côté du régime, et qu'il exécutait ponctuellement tout ce qu'on lui prescrivait, des maux que les médicaments les plus éprouvés jusqu'alors ne pouvaient ni faire disparaître, ni souvent même diminuer, et qui, se multipliant sans cesse, devenaient à chaque instant de plus en plus fâcheux. Ainsi, au total, le médecin homœopathiste ne parvenait, en agissant ainsi, qu'à retarder la marche de la maladie chronique, qui cependant s'aggravait d'année en année. »

« Tel était et tel est encore le résultat plus ou moins prompt de ces traitements mis en usage contre toutes les maladies chroniques non vénériennes considérables, même lorsqu'ils semblaient être dirigés rigoureusement d'après les principes connus jusqu'alors de l'art homœopathique. Leur début inspirait la confiance, leur prolongation produisait des effets de moins en moins favorables, et leur terminaison détruisait tout espoir. »

« *Cependant la doctrine elle-même était et sera éternellement appuyée sur l'immuable base de la vérité.* Elle a prouvé au monde, par des faits, qu'on peut avoir foi à son excellence, je dirais presque à son infaillibilité, si ce terme pouvait être employé en parlant des choses humaines. »

« Elle, l'homœopathie, a enseigné *seule et la première,* les moyens de guérir, par des médicaments homœopathiques agissant d'une manière spécifique, les grandes maladies qui constituent des espèces à part, l'ancienne fièvre scarlatine lisse de Sydenham, le pourpre des modernes, la coqueluche, le croup, la sycose, et les dyssenteries automnales. Il n'y a pas même jusqu'aux pleurésies aiguës et aux affections typhoïdes contagieuses qu'elle ne ramène promptement à la santé par quelques petites doses de remèdes homœopathiques bien choisis. »

« D'où venait donc ce résultat moins favorable, ce résultat défavorable qu'avait l'homœopathie dans le traitement des maladies chroniques non vénériennes? A quelle cause tenait-il qu'on échouât dans tant de milliers de tentatives pour traiter les autres maladies chroniques de manière à procurer une guérison durable?»

« Peut-être fallait-il s'en prendre au nombre trop peu considérable encore des médicaments homœopathiques dont les effets purs avaient été éprouvés ! »

« Les adeptes de l'homœopathie se sont arrêtés jusqu'à présent à cette excuse, à cette sorte de consolation. Mais le fondateur de la doctrine n'a jamais pu s'en contenter, d'un côté, parce que le nombre croissant d'année en année des médicaments éprouvés sous le rapport de leurs effets purs, n'a point fait faire un seul pas à la thérapeutique des maladies chroniques non vénériennes; d'un autre côté, parce que les maladies aiguës qui ne sont pas constituées, dès leur principe, de manière à amener infailliblement la mort, non-seulement cèdent à l'emploi bien calculé des remèdes homœopathiques, mais encore tardent peu, pour la plupart, à disparaître sous la seule influence de la force éminemment conservatrice qui ne demeure jamais en repos dans notre organisme. »

« Pourquoi la force vitale, qui a été instituée pour veiller à l'intégrité de l'organisme, qui travaille sans relâche à amener la guérison, même dans les maladies aiguës les plus graves, et sur laquelle les médicaments homœopathiques exercent une influence si efficace, ne peut-elle point procurer de guérison véritable et durable dans ces maladies chroniques, même avec le secours de médicaments homœopathiques qui couvrent aussi bien que possible les symptômes actuels? Quel est l'obstacle qui s'y oppose ? »

« Ce problème qu'il était si naturel de se poser, dut me conduire à rechercher quelle est la nature de ces maladies chroniques. »

Vous le voyez, c'est parce que Hahnemann a reconnu que l'homœopathie, quelque bien appliquée qu'elle fût, et malgré le nombre croissant de nos ressources thérapeutiques, ne peut procurer de guérison véritable des maladies chroniques « dont le nombre de beaucoup le plus considérable, est énorme même ; » c'est pour cela, dis-je, qu'il s'est vu contraint de chercher en dehors de la loi des semblables, en dehors de l'expérimentation pure, et de la dynamisation des médicaments, la cause qui mettait en défaut « l'excellence et la presque infaillibilité de la doctrine, » c'est-à-dire à chercher en dehors de l'homœopathie la vérité qui devait compléter celle-ci et lui donner sa pleine efficacité. Nous savons aujourd'hui si la découverte du miasme psorique et des médicaments antipsoriques (dont un grand nombre d'ailleurs faisait déjà partie de notre première matière médicale) a répondu entièrement à l'attente de Hahnemann, et a beaucoup changé l'état des choses auquel il avait espéré porter un remède radical. Après, comme avant la doctrine de la psore, nous répétons encore, ainsi que lui : « Quel est donc l'obstacle qui s'oppose à ce que l'homœopathie guérisse véritablement les maladies chroniques, » et même à ce qu'elle triomphe des maladies aiguës aussi sûrement que nous l'aurions espéré ? Car, s'il n'est pas douteux que ces dernières ne cèdent en général beaucoup mieux à l'homœopathie qu'à aucune autre méthode, il s'en faut cependant que les résultats soient toujours aussi prompts, aussi complets et aussi constants que nous serions en droit de l'attendre d'une thérapeutique fondée sur une vérité complète, absolue et sur une méthode *presque infaillible*. Encore une fois, quel est donc l'obstacle? Hahnemann croyait l'avoir trouvé dans la psore, et lui, l'ennemi des hypothèses et des généralisations, il n'a pas hésité à se jeter dans l'hypothèse du miasme psorique et dans la plus vaste généralisation qui se soit faite en pathologie. C'est au prix de cette heureuse inconséquence qu'il est entré dans la voie d'une vérité de premier ordre. Mais si nous avons à regretter qu'il n'ait fait que l'entrevoir, et qu'il l'ait amoindrie en la renfermant dans les limites d'une conception trop étroite et contestable en plus d'un point, quel véritable médecin n'appréciera pas le service qu'il a rendu en rappelant l'attention des praticiens sur le rôle immense que joue le principe herpétique dans les maladies chroniques, et même dans un si grand nombre de maladies aiguës; en signalant les conséquences déplorables des méthodes mises en usage de nos jours pour guérir les maladies dartreuses, et en nous dotant d'agents nouveaux qui ont une incontestable efficacité pour combattre les affections de nature herpétique, et provoquer dans l'organisme des crises salutaires?

Enfin cet obstacle que la doctrine des maladies chroniques n'a pu lever, d'autres parmi nous l'ont placé dans l'insuffisance ou dans la confusion de notre matière médicale, et ils se sont mis, ceux-ci à expérimenter de nouvelles substances, ceux-là à reviser les premières expérimentations ou à tenter des essais de classification. D'autres ont cru le voir dans la pathologie qu'ils n'ont pas trouvée en rapport avec le point de vue de l'homœopathie, et leurs efforts ont commencé à se tourner dans ce sens. Nous n'avons pas à juger ici la valeur de ces tentatives; mais quand la conscience de tous reconnaît le besoin de ce progrès si diversement poursuivi, quel esprit sage peut se croire en droit de condamner d'autres recherches par cela seul qu'elles s'étendent au delà du cercle de la doctrine? Ce cercle, où en est donc la limite précise? Borné d'abord à l'expérimentation pure et à la loi des semblables, il a été étendu par Hahnemann au dynamisme vital, puis à la dynamisation des médicaments, puis à la doctrine de la *psore*. Ne peut-il donc s'étendre encore? Pensez-y, l'exemple de notre maître commande, à ceux-là mêmes qui se font une religion de l'imiter, plus de hardiesse et de largeur de vues. Lui, toujours à l'étroit dans les vérités qu'il découvrait, il cherchait encore au delà, moins préoccupé d'être conséquent avec ses principes et ses précédentes affirmations, que de poursuivre le perfectionnement de la médecine partout où il croyait l'apercevoir. D'abord voué à l'expérimentation seule pour fuir et combler tout à la fois le vide des spéculations médicales, il s'est jeté dans la spéculation quand l'expérimentation lui est devenue insuffisante : entré dans l'exclusivisme le plus absolu pour échapper à la confusion des méthodes thérapeutiques, qui peut dire qu'il ne serait pas arrivé plus ou moins complétement à l'éclectisme pour remplir les lacunes de sa propre méthode? Quoi qu'il en soit, allant en avant sans s'arrêter à aucun obstacle, et marchant sans cesse de découverte en découverte, cet immortel chercheur a frayé à ceux qui veulent le suivre une route si large qu'elle peut donner accès à tous les genres de progrès. Quant à ceux de ses disciples qui prétendent enfermer l'avenir de la médecine dans l'homœopathie, et l'homœopathie dans les trois termes : *similitude, expérimentation pure et dynamisme,* ils sont, à la fois, qu'ils le sachent bien, plus homœopathes que Hahnemann, et hahnemanniens comme il ne le fut jamais.

J. PERRY.

Paris, le 10 octobre 1855.

CORBEIL, typ. et stér. de CRÉTÉ.

www.ingramcontent.com/pod-product-compliance
Ingram Content Group UK Ltd.
Pitfield, Milton Keynes, MK11 3LW, UK
UKHW020512230726
13925UKWH00005B/2143

9 782014 059281